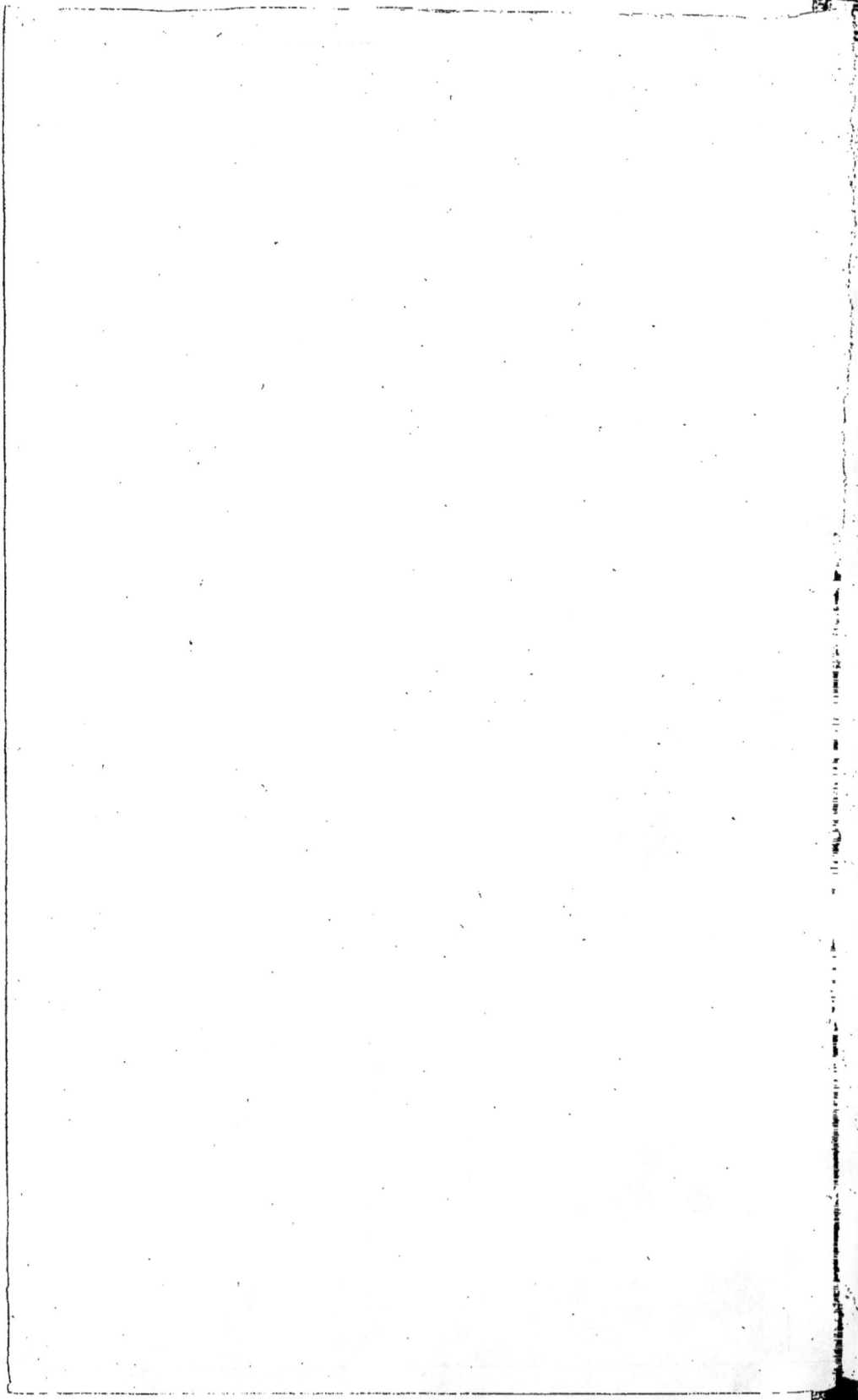

Dr MAURICE DE FLEURY

ANCIEN INTERNE DES HOPITAUX

L'INSOMNIE

ET

SON TRAITEMENT

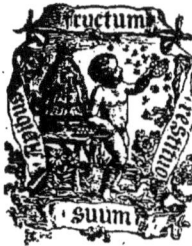

fructum suum

PARIS

SOCIÉTÉ D'ÉDITIONS SCIENTIFIQUES

4, Rue Antoine-Dubois, 4

1894

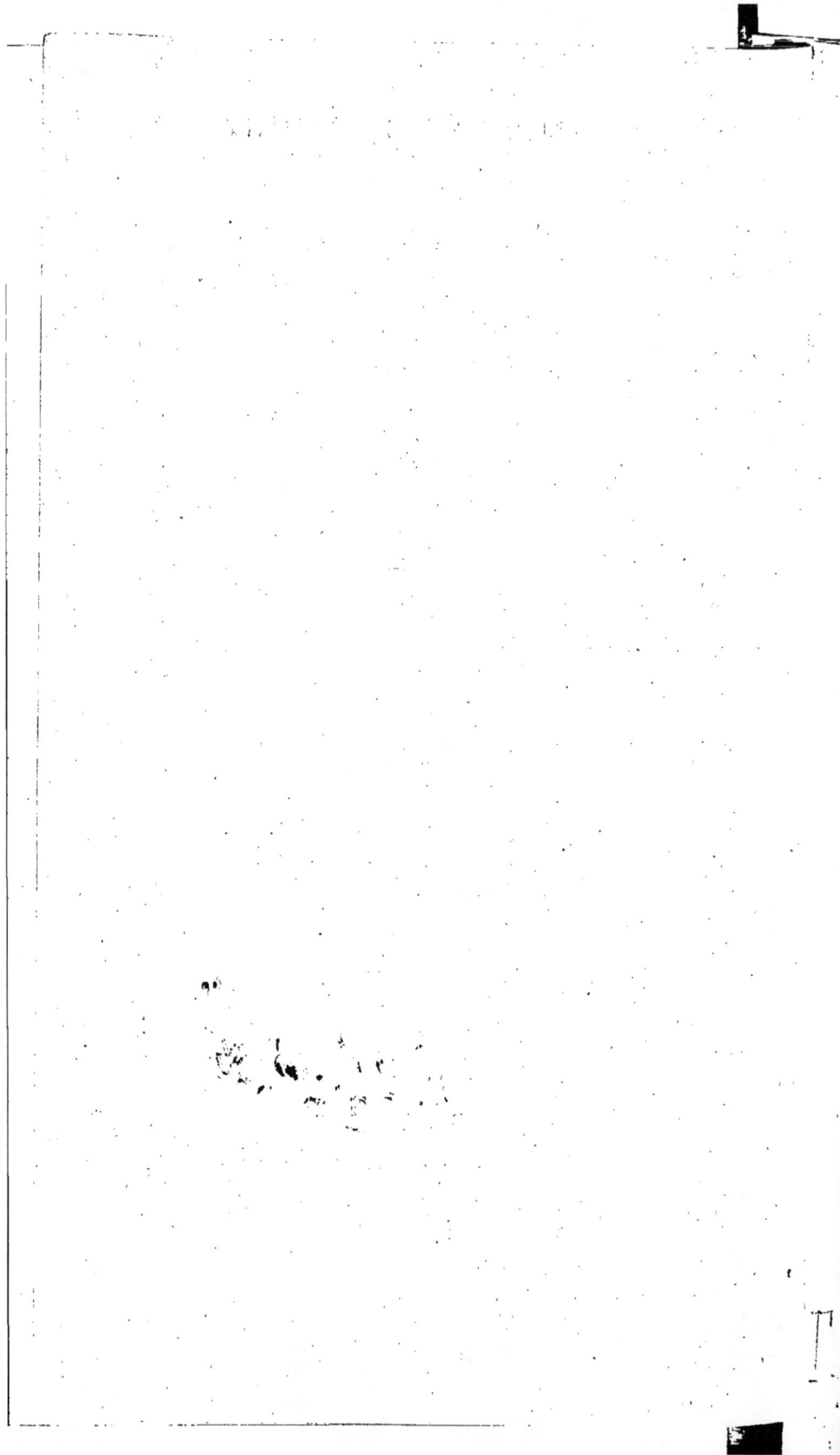

L'INSOMNIE

ET SON TRAITEMENT

DU MÊME AUTEUR

Traitement rationnel de la neurasthénie.

Contribution à l'étude de l'hystérie sénile.

Les transfusions hypodermiques agissent-elles par suggestion?

Un cas de sclérose en plaques frustes.

Les réflexes tendineux *(Revue critique)*.

Contribution à l'étude des réflexes tendineux et de la trépidation épileptoïde *(en collaboration avec le professeur Pitres)*.

Éloge de Gratiolet.

Dʳ MAURICE DE FLEURY

ANCIEN INTERNE DES HOPITAUX

L'INSOMNIE

ET

SON TRAITEMENT

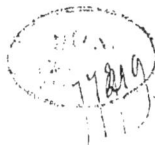

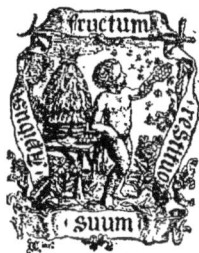

PARIS

SOCIÉTÉ D'ÉDITIONS SCIENTIFIQUES

4, Rue Antoine-Dubois, 4

—

1894

L'INSOMNIE

ET SON TRAITEMENT

PAR

LE Dr MAURICE DE FLEURY

ANCIEN INTERNE DES HOPITAUX

Depuis le *De Somno et Vigiliâ* d'Aristote jusqu'aux recherches expérimentales de Mosso et des héritiers de sa méthode, on a beaucoup écrit sur le sommeil. Le nombre des travaux consacrés à l'insomnie est, en revanche, très restreint : une clinique de N. Guéneau de Mussy, une conférence de Lasègue, le consciencieux travail de M. Marvaud (1881), deux pages à la fin de l'article de M. Mathias Duval dans le *Dictionnaire de médecine et de chirurgie pratiques*, donnent de l'insomnie une description suffisante, une classification sommaire ; mais le chapitre traitement y est fort écourté. Il n'est pas beaucoup plus complet dans les monographies consacrées aux névroses où l'*agrypnie* est un phénomène fréquent.

Or, la privation de sommeil — outre qu'elle est, pour la plupart, extrêmement pénible, — a, comme on sait, l'influence la plus fâcheuse sur l'état de la nutrition. Consécutive à une hyperexcitation du système nerveux central, elle engendre à son tour un état plus marqué, plus haut d'excitabilité ; le mal appelle le pire : un cercle vicieux se ferme, la dénutrition par insuffisance de réparation s'établit, d'où l'épuisement et l'amaigrissement rapides chez ceux qui dorment peu ou qui dorment mal.

C'est un symptôme qui nécessite d'autant plus l'intervention thérapeutique qu'il fait boule de neige, et va s'aggravant de lui-même, si rien n'arrête son évolution.

I

Inconvénients du traitement par les médicaments.

Très fréquemment, et à propos des maladies les plus diverses, les médecins praticiens ont à lutter contre le symptôme insomnie. Ils le combattent presque toujours à l'aide de médicaments dont l'action chimique est très active : morphine, opiacés, chloral, que, chez certains malades, on n'emploie pas impunément. Il arrive qu'après une accalmie de quelques heures, le système nerveux s'en accommode mal, en fin de compte. Souvent, les névropathes insomniaques font usage d'une préparation pharmaceutique à base de chloral, de bromure, d'hyosciamine et de chanvre indien : j'ai pu en constater les sérieux inconvénients, et notamment une irritabilité d'autant plus grande pendant la veille que le sommeil avait été plus profond pendant la nuit. Beaucoup de médecins anglais et américains traitent par l'alcool l'insomnie des neurasthéniques et des hypocondriaques : ils prescrivent communément « un verre de whisky le soir en se couchant». Inutile d'insister sur les dangers d'une pareille médication chez des malades aussi prompts que ceux-là à contracter des habitudes.

Sans doute, la thérapeutique dispose, depuis quelques années, de somnifères relativement anodins (le sulfonal et le trional notamment) et il serait par trop ingrat d'oublier les services que rend toujours le vieux bromure, judicieusement employé.

Mais j'ai été conduit à croire — d'abord par une idée préconçue, puis par un très grand nombre d'observations méthodiques — que l'insomnie est un phénomène de mécanique cérébrale, et que l'on peut lui opposer victorieusement des procédés purement dynamiques, sans faire intervenir les substances toxiques, dont l'action s'émousse promptement à mesure que l'organisme apprend à ne plus savoir s'en passer, et dont il faut prendre des doses indéfiniment croissantes, si l'on veut un effet durable.

Bien entendu, je laisse de côté les cas où l'insomnie a pour cause une douleur aiguë ou persistante : calmer la souffrance est ici l'unique indication : dès qu'elle est apaisée, le sommeil revient de lui-même. Il va de soi qu'on ne peut pas non plus supprimer, sans médicaments hypnotiques, l'insomnie occasionnée par une irritation directe — encéphalite, méningite ou tumeur — de la substance corticale.

Mais, ces réserves faites, la part nous reste belle encore : insomnies des vieillards, des hommes adonnés aux travaux intellectuels, des mélancoliques, des neurasthéniques, des intoxiqués par abus de café, de thé, d'alcool, de morphine, insomnies de la chlorose, de l'anémie, de l'inanition, de la convalescence, de l'asthme, de l'asystolie, et cette insomnie que procurent les grands chagrins, les préoccupations obsédantes, les idées fixes.

Dans l'un ou l'autre de ces cas, j'estime qu'il y a tout avantage à ne pas médicamenter le malade, à ne pas faire d'obscure chimie avec la cellule cérébrale, et à recourir d'emblée à cette hygiène guérissante, en même temps énergique et inoffensive, qui tend chaque jour à se faire une si large place dans la pratique médicale.

Entre autres avantages, cette méthode aura pour elle d'être moins empirique que la thérapeutique médicamenteuse : elle s'appuie suffisamment, je crois, sur les données de la physiologie et de l'observation clinique.

II

Psycho-physiologie du sommeil et de l'insomnie.

Le petit travail qu'on va lire n'est, en effet, qu'un essai de thérapeutique rationnelle, de traitement déduit, aussi logiquement que possible, de l'étude des causes.

Observer des insomniaques, concevoir une idée nette de la pathogénie de leur mal, pour chercher le moyen de replacer un cerveau qui ne dort pas dans les conditions physiologiques où le sommeil revient de lui-même, c'est cela seulement que je me suis efforcé de faire.

Parmi les arguments pathogéniques qui m'ont servi à édifier cette « hygiène guérissante », on ne trouvera pas à proprement parler d'expériences de laboratoire, mais simplement quelques observations de psycho-physiologie clinique; et même je dois avouer que — n'ayant pas eu occasion d'examiner de ces malades à perforation crânienne dont le professeur Mosso a tiré un si grand parti — je n'apporte aucun document personnel sur cette question de la circulation encéphalique, qui domine actuellement toute l'histoire du sommeil et de l'insomnie.

Incontestablement intéressante, extrêmement utile à bien connaître, est-elle absolument prépondérante, cette question de l'état des vaisseaux sanguins encéphaliques pendant la veille et pendant le sommeil, pendant le fonctionnement et pendant le repos du cerveau? Je n'en suis pas tout-à-fait convaincu.

Des expériences répétées de Morselli et de Bordoni-Uffreduzzi (1), des recherches de Bianchi (2), des *Études sur la circulation cérébrale* faites à Naples par Rummo et Ferrannini (3), il paraît résulter clairement que les variations de la circulation cérébrale sont un effet et non pas une cause, que le cerveau pâlit parce qu'il dort, qu'il se gonfle de sang parce qu'il vient de percevoir une sensation, et qu'au total l'afflux et le retrait du sang ne sont que phénomènes secondaires, subordonnés au

(1) Morselli et Bordonni-Uffreduzzi. *Sui cangiomenti della circolaʒione cerebrale prodotti dalle diverse perceʒioni simplici.* — Arch. d. psich. 84.
(2) Bianchi *Gli orriʒonti della psichiatria.*
(3) Archives italiennes de biologie 1887 (cité par J. Soury). Voyez encore : Gley, *Étude expérim sur le pouls carotidien,* 1881.

phénomène essentiellement cérébral, psychique, le seul déterminant.

Ce qui est primordial, c'est l'état d'activité ou de repos, de force ou de fatigue de la cellule cérébrale et c'est cela surtout que je me suis efforcé de mieux connaître. C'est à dessein que j'intitule ce chapitre « psycho-physiologie du sommeil et de l'insomnie ».

Ceci étant bien établi, je me suis attaché à l'étude des variations de la pression artérielle et l'on verra que j'ai été conduit à adopter la division en insomnies à hypertension et à hypotension artérielle. C'est que l'étude de ces variations est d'une grande utilité pratique; au chevet de tous les malades on peut les enregistrer aisément, et l'on en tire un réel avantage parce qu'elles reflètent fort bien les oscillations de l'activité cérébrale : c'est un symbole extrêmement commode pour la démonstration clinique, mais ce n'est que cela.

Donc, entendons-nous bien. Si le cerveau est en activité, ce n'est point parce que la circulation y est riche, mais parce que des excitations sensitives ou sensorielles lui apportent de l'énergie. Si le cerveau a besoin de sommeil, ce n'est point parce que la circulation y est faible mais parce qu'il n'est pas tenu en haleine par des stimuli suffisants, ou parce qu'il a épuisé sa réserve de forces. Et c'est ainsi que le phénomène dynamique apparaît comme fondamental, et que la psychologie doit s'unir étroi-

tement à la physiolologie pour l'étude d'un phénomène comme celui qui nous occupe.

De l'ensemble des notions actuellement acquises
sur la physiologie du sommeil, ne retenons donc que
celles qui peuvent nous être de quelque utilité
immédiate et nous servir de base pour l'édification
d'un traitement rationnel.

Tout le monde connaît l'observation célèbre
rapportée par Strumpell. Au point de vue qui nous
occupe, elle est du plus haut intérêt. Résumons-la
brièvement, d'après M. Mathias Duval :

« Il s'agit d'une jeune malade de seize ans, qui
« était affectée d'une anesthésie générale de la
« peau et des muqueuses, d'une paralysie du sens
« musculaire, de l'odorat, du goût, et qui n'avait
« plus de communication avec le monde extérieur
« que par l'œil droit et l'oreille gauche : et encore
« ces rapports pouvaient-ils se suspendre dans cer
« taines circonstances, et le cerveau restait alors
« entièrement isolé de tous les excitants extérieurs.
« Il suffisait pour cela de lui boucher l'oreille et
« l'œil. Deux à trois minutes après, le sujet était
« entièrement endormi, sa respiration devenait
« régulière et tranquille. Il n'était possible de la
« réveiller qu'en agissant par excitation sur l'oreille
« ou l'œil. »

Remarquez qu'il ne s'agit point du sommeil
hypnotique, mais du sommeil normal, le seul dont
nous voulions nous occuper pour le moment.

Je connais, pour ma part, deux observations analogues, l'une qu'a publiée M. le professeur Raymond, l'autre que m'a rapportée M. Jules Soury, le maître historien des *Fonctions du cerveau* (1). Dans l'un et l'autre cas, il s'agissait d'un homme anesthésique, sourd, privé d'odorat, dont le champ visuel était fort rétréci ; aussitôt qu'on fermait ses yeux, le mécanisme cérébral qu'aucun combustible sensitif ou sensoriel n'alimentait plus, s'arrêtait, et l'homme s'endormait jusqu'à l'heure où une autre sensation, la faim, lui venait tirailler l'esprit. En supprimant à ce malade le stimulus venant du monde extérieur, on soufflait littéralement sur son âme, on l'éteignait pour un moment.

Nous tous dont la vie cérébrale est active, nous résistons plus longtemps au besoin de dormir si l'on supprime autour de nous la lumière et le bruit : c'est que notre mémoire, riche de sensations passées, les évoque et supplée ainsi aux sensations du présent ; mais pour peu que la fatigue s'en mêle, nous nous endormons encore assez promptement dans le silence et l'obscurité.

Et, voyez les neurasthéniques, dont le système nerveux réagit si facilement : quand ils ont faim, quand ils sont las, quand le jour tombe, les voilà tristes, défaillants, incapables d'agir ; pour un rien ils s'endormiraient ; mais qu'ils prennent des ali-

(1) *Librairie du Progrès médical*, 1892.

ments ou qu'on apporte des lumières : les voilà qui s'animent et qui redeviennent vivants.

Souvent, l'orage les excite; mais ils s'apaisent jusqu'au bâillement et jusqu'à l'envie de dormir dès que tombe la pluie, au moment où se diffuse et se détend l'état électrique de l'air.

Un de mes malades m'a conté la petite observations que voici : elle a vraiment la précision d'une expérience de laboratoire.

Un jour qu'il était fatigué, à une heure de la journée où il avait l'estomac vide, M. X... assista, au Collège de France, à un cours, qu'il suivait du reste assidûment; de temps à autre, pour permettre de voir les projections faites par le professeur, on éteignait presque complètement les lampes à gaz, qu'on ranimait ensuite brusquement. Eh bien! l'esprit de mon neurasthénique suivait exactement ces haut et ces bas des lumières; aussitôt l'obscurité faite, son menton touchait sa poitrine et ses paupières se fermaient : il s'en fallait de peu qu'il ne dormît; sitôt qu'il faisait clair, l'intérêt du sujet traité le reprenait entièrement, aisément sa pensée suivait celle du maître; et il en fut dix fois ainsi, pendant le cours : son âme s'éteignait ou s'éveillait avec les lampes.

Ce sont des renseignements fort précieux que ceux que nous fournissent, en psychologie, les malades neurasthéniques : il semble que leur système nerveux soit armé d'un appareil multiplicateur, tant leurs réactions sont amples et grossies ; les phénomènes qu'ils présentent sont l'exagération de ce qui se passe chez les sujets sains : ils sont, pour ainsi dire, à l'étude des fonctions du système nerveux, ce que le microscope est à l'étude des tissus. Et je crois bien qu'ils amplifient sans déformer, tant que les signes de la dégénérescence mentale n'entrent pas en ligne de compte, tant qu'il ne s'agit que de neurasthénie simple.

Il nous faut donc considérer le sommeil comme une sorte d'*hypovitalité* de la cellule cérébrale, qui, pour un temps, cesse de se nourrir de sensations et de restituer des actes. Le sommeil est un repos de la cellule cérébrale, repos complet en ce sens qu'il ne comporte ni excitations sensitives, ni dépenses de force.

En réalité, cette cesse d'excitations n'est pas totale. Pendant le sommeil, nos centres nerveux reçoivent encore le flux perpétuel des sensations obscures, subconscientes, que lui envoient les organes splanchniques. Comme disent les psychologues, le *moi sensoriel* est éteint, mais le *moi splanchnique* subsiste : s'il s'éteignait aussi, ce ne serait plus le sommeil, mais la mort.

Pour être plus précis, considérons que la vitalité humaine est entretenue par un ensemble d'excitations sensitives dont les points de départ se trou-

vent : aux organes des sens, aux terminaisons sensitives des nerfs de la peau, des tendons, des
muscles, des aponévroses, aux réseaux nerveux qui
tapissent la muqueuse de l'appareil digestif, celle
des poumons, sans doute aussi la tunique endo-
thétrale des vaisseaux (1).

Quand toutes ces excitations sensitives, donnent
dans leur ensemble, la vitalité est à son comble,
l'âme humaine est en plein éveil; mais le sommeil
survient ordinairement lorsque nous restons immo-
biles dans le silence et dans l'obscurité, c'est-à-dire
lorsque les organes des sens d'une part, et de l'autre
les nerfs des muscles, des aponévroses et des tendons n'envoient plus aux centres nerveux de vibra-
tions importantes. Tandis que nous dormons les
excitations sourdes venues du poumon, de l'estomac, de l'intestin, de l'appareil circulatoire et de la
peau — que le froid et le chaud ne cessent
pas d'impressionner — continuent seules à nous
assaillir. Ce sont ces excitations qui, laissant dormir le cerveau, tiennent notre bulbe en éveil, en-
tretiennent en nous la vie végétative.

Le sommeil est un rétrécissement dn champ de
la sensation.

Ce rétrécissement supprime à peu près complètement la vie cérébrale, mais laisse subsister la vie
bulbaire, tout en l'atténuant un peu. On sait déjà

(1) J. Chéron, Lois générales de l'hypodermie.

2

que, pendant le sommeil, le pouls bat plus lentement, que l'oscillation respiratoire est moins ample
et moins fréquente, que les combustions sont moins
actives et que le corps se refroidit un peu. Quelques
recherches récemment entreprises, m'ont permis
de pousser un peu plus avant dans cette voie, et de
montrer qu'à ce rétrécissement du champ de la sensation correspond une baisse de la pression du sang
à la radiale, baisse qui coïncide vraisemblablement
avec un affaiblissement de myocarde.

N'avions-nous pas raison de dire, tout à l'heure,
que le problème du sommeil est un problème de
mécanique cérébrale?

Le sommeil est incompatible avec un certain
degré d'excitation sensitive, telle est la conclusion
évidente que comporte ce rapide aperçu de psycho-
physiologie.

III

La pression artérielle dans le sommeil et l'insomnie.

A l'aide du petit sphygmomètre à ressort de Verdin et de la table de comparaison du Dr Chéron (1), il est facile de mesurer, en centimètres de mercure, les variations importantes de la pression artérielle à la radiale. Fréquemment appelé à observer et à traiter des neurasthéniques insomniaques, il m'est arrivé de passer une partie de la nuit à leur chevet pour les étudier de plus près, et notamment pour enregistrer la pression du sang dans les artères.

Je ne me dissimule point que j'ai dû procéder dans des conditions expérimentales assez peu rigoureuses. Contraint à recueillir mes observations dans l'obscurité presque complète, me servant, d'autre

(1) Lois de l'hypodermie, p. 88.

part, d'un sphygmomètre dont le ressort d'acier subit sans doute un peu les variations de l'état hygrométrique de l'air, je ne garantis point de ne pas m'être trompé de quelques millimètres de mercure. Mais, dans le cas qui nous occupe, une telle précision n'est nullement indispensable : nous n'avons heureusement à tenir compte que des oscillations grossières, indéniables, ayant au moins 20 millimètres de mercure d'amplitude, et l'appareil utilisé est certes assez précis pour mesurer de telles différences.

On peut encore m'objecter que, depuis les expériences de Mosso, on sait fort bien que, pendant le sommeil, les moindres excitations extérieures, et le contact d'une main, notamment, suffisent à modifier l'état de la pression du sang dans la boîte crânienne. Il y avait, évidemment, à redouter que le seul fait de prendre et de laisser le poignet du malade pour enregistrer la pression à la radiale, ne suffît à troubler l'état de la circulation. Aussi ai-je pris la précaution, tant que durait l'expérience, de ne pas abandonner la main du patient et de laisser l'index de ma main gauche au contact de sa radiale.

Toutes ces précautions de technique étant prises, j'ai pu recueillir quelques observations concordantes et concluantes. Celle-ci me paraît devoir primer toutes les autres :

A l'état de veille, pour un adulte bien portant, la pression artérielle moyenne, à la radiale, est de 16 à 17 c. m. de mercure.

Pour le même sujet, à l'état de sommeil normal, la moyenne de la pression est de beaucoup inférieure : elle oscille, selon les cas, entre 8 et 12 c. m. de mercure.

Donc — première conclusion — le sommeil normale coïncide avec un état marqué d'hypotension artérielle, avec une forte baisse de pression à la radiale, à la périphérie de l'organisme.

Avant d'aller plus loin, tâchons d'envisager, une fois pour toutes, la signification réelle de ce phénomène important. J'ai la conviction que cette baisse de pression ne provient pas uniquement d'une vaso-dilatation locale, mais qu'elle tient aussi, pour une bonne part, à la moindre énergie du muscle cardiaque. A n'en pas douter, la propulsion du sang par le cœur est plus débile à l'état de sommeil qu'à l'état de veille ; les battements du cœur sont moins fréquents, on l'a depuis longtemps observé : ils sont aussi moins vigoureux ; j'imagine qu'il en résulte une baisse de pression uniformément étendue à toutes les artères de l'organisme. Sans doute, certaines circulations territoriales restent indépendantes et réagissent à leur guise, ici par un resserrement, et là par une distension de la tunique des artères, mais le flot de sang a faibli, lancé plus lentement et avec moins de force — c'est là une considération dont ne semble pas suffisamment avoir tenu compte M. le professeur Mosso dans ses expériences célèbres au pléthysmographe.

Il a vu l'état de repos s'accompagner à peu près constamment de diminution de volume, de pâleur de l'encéphale, et de tuméfaction compensatrice de l'avant-bras. Pour que le cerveau revienne sur lui-même et pâlisse de cette sorte, il faut évidemment que les vaisseaux y soient à l'état de resserrement, à l'état d'hypertension, et le sommeil, dès lors, pouvait se définir « un état d'hypertension artérielle crânienne avec hypotension à la périphérie de l'organisme.

Mais on ne peut plus, à l'heure actuelle, se contenter d'une définition comme celle-là.

Cet antagonisme de pression entre le centre et la périphérie n'est point un phénomène constant, nécessaire — des expériences très serrées de M. François-Franck nous l'ont nettement démontré.

En outre, gardons-nous bien d'oublier que la tension du sang dans les artères est un phénomène complexe, dépendant d'une part, de la façon dont les artères réagissent au passage de l'onde sanguine, et d'autre part de l'énergie avec laquelle le ventricule gauche propulse le sang dans l'aorte.

Pendant que nous dormons, le cœur chassse le sang avec une énergie extrêmement atténuée, voilà le fait fondamental. Que les artères du cerveau réagissent habituellement par hypertension et celles de l'avant-bras par hypotension, voilà sans doute qu'il est fort intéressant de connaître; mais pour la commodité du langage, je demande à faire abstraction de l'état de la circulation dans le cerveau, et à garder le mot *hypotension* pour désigner le phénomène que nous mesurons à la radiale, lequel coïncide dans l'espèce avec baisse de l'activité contractile du cœur, et la baisse des facultés intellectuelles, tous phénomènes de même sens.

Donc, l'état de sommeil s'accompagne ordinairement d'ypotension artérielle.

Si cet état vient à changer, si, pour une cause ou pour une autre, la pression du sang augmente notablement, le sujet se réveille (1) ou tout au moins — si l'augmentation de pression n'est que légère — il a des rêves, de l'agitation, phénomènes intermédiaires qu'il faut évidemment considérer comme des états d'insomnie partielle.

Nous disions tout à l'heure que le sommeil calme est incompatible avec un certain degré d'excitation cérébrale, et nous pouvons ajouter maintenant qu'il n'est pas compatible avec un certain degré d'hypertension artérielle. Il n'y a donc rien d'étonnant à ce que tous les excitants de la cellule céré-

(1) Cette manière de parler est purement conventionnelle. Je suis tout à fait convaincu que le cerveau se réveille d'abord, et que la pression ne se hausse qu'ensuite : le phénomène psychique précède toujours le phénomène circulatoire qui lui est inhérent.

brale et de la cellule bulbaire, qu'il s'agisse de café, d'alcool, ou d'émotions morales, (1) procurent l'insomnie : ces *agents provocateurs*, pour employer l'heureuse expression de mon collègue le Dr Guinon, déterminent de l'hyperexcitation totale du système nerveux central, hyperexcitation que reflète, avec une fidélité on peut dire constante, la hausse de la tonicité de l'appareil circulatoire.

Mais quand on étudie la liste des états morbides au cours desquels l'impossibilité de dormir s'observe fréquemment, on s'aperçoit bien vite que l'interprétation précédente ne rend intelligible qu'un certain nombre de cas cliniques.

Dans les vésanies, dans la neurasthéuie, dans l'anémie, dans la chlorose, chez beaucoup de convalescents, chez les sujets en état d'inanition, chez les asystoliques, il y a baisse très considérable de la tension artérielle, et pourtant le sommeil est malaisé ou impossible.

C'est que — phénomène dont tous les observateurs ont dû être frappés — c'est surtout en matière

(1) J'ai, parmi mes observations de paralysie agitante, celle d'un homme chez qui la maladie de Parkinson a débuté de la façon suivante. On est venu lui annoncer la perte d'un navire où avaient pris passage cinq membres de sa famille, dont son père, de mère et une de ses sœurs. En apprenant cette nouvelle, S***, après un violent accès de larmes et de désespoir, s'endormit d'un sommeil profond : il ne s'éveilla qu'au bout d'une vingtaine d'heures. Après quoi, pendant près d'un mois, il lui fut totalement impossible de fermer les yeux et de dormir une heure. Les premiers signes de la maladie de Parkinson se montrèrent un peu plus tard.

de physiologie nerveuse que les extrêmes se touchent, comme on dit. Trop ou trop peu s'équivalent souvent : seuls les états moyens sont contradictoires des états extrêmes. Des expériences, depuis longtemps classiques, démontrent que, poussées très loin, l'anémie et la congestion du cerveau conduisent, l'une comme l'autre, à la convulsion. Il n'y a donc pas lieu de s'étonner qu'un état de dépression, d'hypotension très marquée soit aussi peu favorable au repos que l'état tout contraire, que l'état d'hypertension, car l'un et l'autre s'accompagnent d'exaltation cérébrale (1).

Il m'a été donné d'observer, dans de bonnes conditions, un neurasthénique très anémié. A l'époque où je fus appelé à lui donner mes soins, il ne s'endormait guère avant le petit jour. Chez lui, la pression artérielle diurne oscillait entre 10 et 14 c. m. de mercure. La nuit venue, quand il était couché dans une chambre silencieuse et close, où ne brûlait qu'une veilleuse, alors que nulle excitation venant du monde extérieur ne sollicitait plus son organisme à l'activité, sa tension tombait à 5 ou 6 c. m. de mercure : les idées les plus tristes,

(1) Dans ses *Leçons sur la Physiologie des Muscles et des Nerfs*, M. Ch. Richet s'exprime en ces termes : « ... Les centres nerveux se comportent comme les muscles, comme les nerfs, « comme la moëlle; lorsqu'on les anémie, ils subissent d'abord « une période de suractivité, d'excitabilité plus grande. »... « Que « ce soit l'anémie ou la congestion des vaisseaux encéphaliques « qui interviennent, ces deux états opposés de la circulation céré- « brale sont caractérisés par des symptômes très analogues. »

les craintes les plus puériles s'installaient dans cet esprit détendu, amolli, où l'insomnie régnait despotiquement jusqu'au jour (1).

Mais que l'on vînt à relever cette pression exceptionnellement basse à l'aide d'une excitation mécanique quelconque, sensitive ou sensorielle, friction sèche sur la peau, injection hypodermique de sérum, ingestion de quelque boisson chaude, ou bien encore si l'on allumait une bougie, si l'on plaçait près de l'oreille du sujet un métronome au bruit tenace, mon malade s'endormait presque immédiatement, et la tension marquait alors 8 à 9 c. m.

Le sommeil normal n'est donc compatible qu'avec un état d'affaissement *moyen* de la tonicité générale, qu'avec un état d'hypotension artérielle modéré : la trop grande dépression et l'excitation trop forte provoquent, l'une comme l'autre, à un premier degré, des rêves et de l'agitation nocturne, à un degré plus avancé, de l'insomnie formelle.

Le petit tableau ci-après permet d'embrasser d'un coup d'œil l'ensemble de ces données physiologiques nouvelles sur le sommeil et l'insomnie.

---

(1) Dans une intéressante étude sur *les états intellectuels dans la mélancolie* (F. Alcan, 1895), M. Georges Dumas démontre que les idées mélancoliques ne sont que la conscience de la faiblesse organique, de l'épuisement cérébral. L'auteur constate que des médicaments comme le strophantus, dont l'action est proprement de relever la tension artérielle, ont la plus heureuse influence sur la mélancolie dépressive.

Pression artérielle	ÉTAT PHYSIOLOGIQUE COÏNCIDANT
24 23 22 21 20	Hyperexcitation, même à l'état de veille.
19 18 17 16	Tension normale à l'état de veille, mais trop forte pour l'état de sommeil. Insomnie à hypertension.
15 14 13	Rêves. — Sommeil agité.
12 11 10 9	Sommeil normal.
8 7	Rêves. — Sommeil agité.
6 5 4 3 2 1	Insomnie à hypotension.
0	Anémie cérébrale complète. — Syncope.

Bien entendu, les chiffres ci-dessus n'ont aucune prétention à la précision mathématique : ils représentent approximativement les variations de la pression artérielle chez un adulte, suivant le degré d'excitation ou de fatigue du cerveau. Selon les cas individuels, chacune des divisions du schéma ci-dessus peut se rétrécir ou s'allonger d'un à deux c.m. de mercure ; seule la hiérarchie des phénomènes importe. Entre les pressions excessives de 24 à 25 c. m., et le o qui équivaut à la syncope, à la cesse de l'énergie contractile du myocarde, toute une série d'états physiologiques et pathologiques s'étage dans l'ordre suivant :

1er Degré. — Entre 20 et 25 c. m., non seulement le cerveau ne peut pas s'endormir, mais il est plus que réveillé, il est excité.

2° Degré. — Entre 16 et 20 c. m., la pression sanguine est normale pour un homme adulte, éveillé ; mais cette tension, tout à fait compatible avec l'activité du jour, est absolument incompatible avec le sommeil. Un adulte en bonne santé a 17 pendant le jour et 11 quand il dort. Si la tension 17 persiste alors qu'il cherche le sommeil, il y a insomnie, insomnie à hypertension.

4° Degré. — La zone de sommeil normal, tout à fait calme, oscille entre 9 et 12 c. m. de mercure. Au-dessus et au-dessous de cette zone (*3° et 5° degré*), il y a sommeil partiel, rêves, agitation nocturne, etc.

6ᵉ Degré. — Le 6ᵉ degré comprend les pressions tout à fait basses, celles que l'on rencontre chez les grands anémiques, chez les convalescents de la fièvre typhoïde qui sont littéralement en état d'inanition, etc. Ces malades, qui ont 8 à 12 c. m., pendant le jour, tombent, quand vient la nuit à 6, à 5, à 4 c. m. A ce degré-là, le cerveau, excité par le défaut même de nutrition, ne peut plus dormir : il a dépassé la limite de l'hypotension permise.

Ne sommes-nous pas, maintenant, en mesure d'opposer à l'ancienne classification reproduite par tous les auteurs (insomnies par irritation cérébrale directe, par excitation périphérique, par intoxication (1), etc.) une classification plus moderne, conforme à des données physiologiques moins banales, et susceptible de conduire à une thérapeutique pathogénique, rationnelle, que déjà l'on peut entrevoir ?

Dans son livre sur les *Lois de l'hypodermie,* M. le Dʳ J. Chéron propose de diviser certains états morbides, au point de vue de la pathologie et de la thérapeutique générales, en maladies à hypotension

---

(1) Rien n'est plus loin de ma pensée que de nier les insomnies ou les excès de somnolence par intoxication. Les expériences classiques de M. Bouchard sur les urines somnifères et les urines convulsivantes sont présentes à mon esprit ; mais peut-être ne s'agit-il encore ici que de degrés divers d'excitation de la cellule cérébrale, irritée jusqu'à la convulsion, et surmenée jusqu'au sommeil torpide, selon la violence du stimulus qu'on lui inflige. Mais cette idée mérite d'être développée plus que je ne saurais le faire ici.

et à hypertension artérielles. Je propose à mon
tour de diviser pareillement les cas d'insomnie en
deux groupes, selon que l'impossibilité de dormir
coïncide avec un état d'extrême dépression ou
d'extrême excitation du système nerveux central.

Les insomnies à hypertension seront celles des tu-
meurs, des méningites, des encéphalites corticales,
des émotions vives, des intoxications aiguës ou
chroniques par le café, le thé, l'alcool, etc.

Les insomnies à hypotension seront celles de
l'inanition, de la convalescence, de l'anémie, de la
chlorose, de l'asystolie, de la neurasthénie, etc.

Ai-je besoin de dire que chacune de ces catégo-
ries est justiciable d'une thérapeutique en sens
inverse, et ne voyons-nous pas clairement dans
quel sens il sera bon d'agir dans l'un ou l'autre
cas ?

IV

Traitement rationnel des insomnies
à hypertension et à hypotension artérielle.

Il est certain (et je l'ai plusieurs fois constaté),
qu'en faisant prendre un peu de caféine aux déprimés et du bromure aux excités, on remplirait cor-
rectement et strictement les deux indications théra-
peutiques qui paraissent se dégager de tout ce qui
précède. Mais pourquoi donc infliger aux malades
l'usage de médicaments dont on ne peut impunément prolonger l'emploi, si d'autres moyens
s'offrent à nous, aussi actifs, plus inoffensifs et
plus simples ?

Nous disions tout à l'heure que le problème de
l'insomnie est un problème de mécanique cérébrale :
or il se trouve que, pour quiconque sait les utiliser
avec opportunité, les procédés de traitement phy-

siques, mécaniques, donnent des résultats de bien meilleur aloi que les médicaments chimiques.

Au lieu de prescrire à l'aveuglette du chloral ou de l'opium, raisonnons la conduite à tenir :

S'agit-il de malades présentant de *l'hypertension artérielle*, de l'excitation cérébrale par hypervitalité, si je puis dire?... Philosophiquement et pratiquement aussi, le mot excitation veut dire excès de force, énergie inutilisée : donc, ordonnez à vos malades de l'exercice physique ou du travail intellectuel, afin qu'ils usent l'excès de force de leur appareil nerveux central.

a) Exercice physique. — Si les circonstances s'y prêtent, conseillez à vos énervés l'usage de la bicyclette : je ne connais pas d'exercice plus hygiénique, mieux adapté à l'organisme humain ; pratiqué avec modération — la médiocrité est ici la sagesse — il détend le système nerveux, débarrasse la force humaine de ses excès, de ses scories, et la remet au taux normal.

Si ce moyen-là vous échappe, faites marcher vos malades une demi-heure ou une heure, à deux reprises, chaque jour : le moment le plus favorable est celui qui succède, après un instant de repos, aux principaux repas du jour. Un malade qui se couche, non pas épuisé de fatigue, mais simplement détendu par l'exercice physique, n'a plus d'agitation, ne ressent plus « d'impatiences dans les jambes », et le sommeil lui vient facilement.

b) Travail intellectuel. — Comme moyen d'apaisement en cas d'excitation cérébrale, le travail de l'esprit peut être d'aussi grand secours que l'exercice musculaire, à condition que l'on ait soin de ne plus travailler le soir, mais le matin au sortir de son lit. Le travail matinal procure, pour toute la journée, un grand apaisement d'esprit, tandis que le travail du soir, prolongé par vitesse acquise alors qu'on est couché, tient souvent éveillé plus longtemps qu'on n'aurait voulu.

Conseillez, en outre, aux malades qui ont quelque tendance à l'excitation, de s'astreindre à un *régime alimentaire* sobre. L'alcool est un grand ennemi du sommeil ; donné à dose suffisante, il endort pour un moment, mais il réserve pour le lendemain une irritation compensatrice, un énervement qui demeure, et qu'il faut redouter. C'est une vérité chaque jour mieux prouvée que la plupart d'entre nous mangent et boivent au delà de l'utile. A ces insomniaques, mesurez les aliments fortement azotés, les mets épicés, les aliments acides ; donnez des viandes blanches, des œufs, des légumes verts ; supprimez, autant qu'il vous sera possible, les fermentations digestives par où s'exaspère et s'empoisonne sans relâche le système nerveux central.

Prescrivez-leur enfin de dormir la tête haute et de ne pas se couvrir beaucoup pendant la nuit ; la chaleur immodérée est encore un excitant du cerveau et du bulbe, assez énergique, parfois, pour empêcher, à lui seul, le repos.

Quand, au contraire, l'insomnie coïncide avec une *baisse* excessive de la pression artérielle chez les convalescents, chez les épuisés du système nerveux, chez les anémiques, c'est bien évidemment aux toniques qu'il faut avoir recours. J'ai dit pourquoi je préférais les moyens physiques aux autres Ils donneront d'emblée de très bons résultats, pour peu qu'on les emploie avec modération ; en pareille matière, la crainte du surmenage thérapeutique est le commencement de la sagesse.

Sous l'influence du massage léger, des douches stimulantes, de la friction sèche, de l'injection sous-cutanée de liquides inertes, de l'étincelle ou du souffle statique, la tension s'élève promptement jusqu'à ce moyen terme où le cerveau peut prendre du repos. Je fais usage, dans ma pratique journalière, des moyens les plus simples, de la friction au gant de crin ou des transfusions hypodermiques d'eau salée bien stérilisée. A l'encontre des autres, il faut suralimenter, quand on le peut, ces malades en état d'hypovitalité, si j'ose dire ; ils dorment mieux la tête basse.

Mais chez les sujets à réaction prompte, comme sont tous ces déprimés, la moindre excitation physique, la lumière d'une bougie ou le son d'une voix, suffisent très souvent à rétablir l'équilibre dans le

cerveau. Faites une lecture au chevet d'un convalescent : son attention, atténuée par la maladie,
n'aura pas bien longtemps la force de se tenir cram-
ponnée après l'intérêt du récit, mais le simple
bruit de la voix, impression sensorielle dynamo-
génisante, donnera à la machine cérébrale ce tour
de manivelle qui haussera la pression jusqu'au
niveau normal, et le sommeil viendra... C'est ainsi
que tant de personnes ne peuvent trouver le sommeil si on ne laisse pas brûler une veilleuse à côté
d'elles, et, de tout temps, n'a-t-on pas endormi les
enfants en leur chantant des refrains monotones ?
— stimulation auditive légère, tout à fait compa-
rable aux procédés physiques que nous venons de
passer en revue.

Un certain nombre de personnes, qui ont pris
l'habitude de cette explication facile, ne manque-
ront pas de penser que les effets de cette thérapeutique dynamique sont purement imaginaires et ne
relèvent que de la suggestion, surtout quand il
s'agit de malades neurasthéniques. Il importe de
démontrer que les procédés en question réussissent
fort bien à rendre le sommeil à des malades dont
l'imagination est moins sujette à caution.

Je cite un cas entre vingt autres.

Tout récemment, j'étais appelé auprès d'un car=
diaque en asystolie : ses jambes étaient extrêmement
enflées, la dyspnée était à son comble, la face avait
bleui, le pouls était très bas ; depuis plus de dix

jours, le malade ne dormait pas. En attendant la potion à la digitale que j'avais envoyé chercher, je fis à ce malade une injection de 3 c. m. c. de sérum artificiel : en quelques minutes, la pression artérielle se releva, la dyspnée s'atténua dans une notable mesure, et mon asystolique s'endormit si promptement que, dans son entourage, on m'accusa de lui avoir fait une injection de morphine.

Cette petite observation n'est-elle pas nettement concluante? J'en pourrais citer dix d'une égale valeur.

V

L'habitude du sommeil.

En psycho-physiologie — et je crois bien qu'on doit envisager le sommeil comme un fait autant psychique que physiologique — il nous faut à chaque pas tenir compte d'un phénomène capital dont l'importance est assez grande pour qu'on l'ait surnommé « la seconde nature » : c'est l'habitude que je veux dire.

J'ai écrit, et je persiste à croire que les névroses ne sont guère que de mauvaises habitudes de l'activité cérébrale. Et, même en dehors des névroses, ne voyons-nous pas un grand nombre de phénomènes physiologiques s'assujétir aux lois de l'habitude ?... Je ne veux citer pour exemples que l'appétit et le sommeil.

De même que notre estomac a pris coutume de

crier famine tous les midi, parce que, chaque jour,
nous nous mettons à table à la même heure, de
même, — c'est un fait depuis bien longtemps constaté — notre cerveau s'échappe et brise le sommeil,
à la minute exacte que l'habitude lui a fixée. Pendant quinze jours consécutifs, réglez pour sept
heures et demie la sonnerie de la pendule de
voyage qui demeure à votre chevet : tous les
matins, quand elle grince sur le marbre, éveillez-
vous bien franchement, sautez du lit sans hésiter;
puis, le seizième jour, retardez d'un quart d'heure
l'aiguille de la sonnerie; à sept heures et demie
précises, l'appel intérieur, créé par l'entraînement
des quinze derniers jours, viendra tirer votre cerveau de l'engourdissement nocturne : l'automatisme
cérébral sera plus exact que la pendule; il ne se
trompera pas de cinq minutes.

Lorsque nous avons pris coutume de nous
endormir à onze heures, et qu'il nous faut, pour
une fois, prolonger notre veille, à l'heure où nos
paupières ont l'habitude de se fermer, les bâillements nous importunent, le sommeil nous accable,
et pendant un moment, il semble que nous n'y
pourrons pas résister; à minuit, bien que nous
devions être, semble-t-il, beaucoup plus fatigués,
nous avons retrouvé toute notre animation : nous
pourrions veiller jusqu'au jour. C'est que d'elle-
même, à onze heures, notre pression artérielle était
tombée de la normale (17 c. m.), à 10 ou 11 c. m.

de mercure : l'impérieux automatisme avait donné son tour de manivelle à la machine; pour un peu plus, elle allait s'arrêter... Puis, l'heure étant passée à la mystérieuse horloge que nous portons en nous, la pression s'était remise à la normale, et l'entrain était revenu.

Mécanisme vraiment merveilleux qu'il ne suffit pas de connaître, d'interpréter et d'admirer, mais qu'il faut encore apprendre à utiliser pour le plus grand bien des malades. Savoir manier l'habitude, en faire un procédé de traitement, c'est agrandir du même coup le domaine de la bonne hygiène, de la thérapeutique rationnelle. Plus que d'autres, peut-être, les malades insomniaques tireront grand profit de l'entraînement méthodique. Avec un peu de patience on les amène presque tous à dormir huit heures par nuit, sans qu'il soit nécessaire d'avoir recours aux pratiques de l'hypnotisme.

Le procédé est extrêmement simple.

Prescrire à ses malades de se coucher de bonne heure, tous les soirs, au même moment, avec une précision rigoureuse; leur interdire de lire au lit; les astreindre à s'éveiller de grand matin et à quitter leur lit sans se faire prier.

Quand il ne s'agit point d'un cas d'insomnie très rebelle, le malade, après son dîner, pourra s'attarder un moment, faire une demi-heure ou une heure de promenade, puis se coucher, par exemple, à neuf heures. Mais, si le cas est grave, si le système nerveux est extrêmement excité, ordonnez à votre malade de dîner modérément et de se coucher sans délai, à la dernière bouchée du repas, avant la mise en train de la digestion. Conseillez-lui encore de se coucher et de dormir un peu dans la journée, de préférence avant le déjeuner, l'espace d'un quart d'heure ou d'une demi-heure.

Quand ce repos diurne est compatible avec leurs occupations, les anémiques et les nerveux n'en dorment que mieux dans la nuit : pour eux, comme pour les enfants, le sommeil appelle le sommeil. C'est un fait d'observation qu'une expérience de M. François Franck explique avec la plus lumineuse clarté.

Cette expérience inédite — je me borne à la rappeler de mémoire — consiste essentiellement en ceci :

Gantez votre main gauche dans l'appareil enregistreur des variations volumétriques : puis, infligez à cette main une excitation sensitive quelconque, celle, par exemple, que provoque l'application d'une éponge imbibée d'eau froide : immédiatement le graphique indiquera un resserrement des vaisseaux, une diminution de volume de la main, bientôt suivie d'un retour progressif à la normale. Laissant les choses en l'état, sans intervenir de nouveau, continuez à observer l'évolution du graphique : au bout d'un temps très court, spontanément, le phénomène se reproduira, les vaisseaux se resserreront, la main reviendra sur elle-même, presque aussi fortement que la première fois. Il en sera de même à cinq ou six reprises : le phénomène ira s'affaiblissant, mais se répétant de lui-même sans que l'excitation initiale ait été renouvelée.

Cette expérience, à mon avis d'une importance capitale, me paraît devoir être invoquée par tous ceux qui se soucient d'étudier les lois de l'habitude. Elle nous explique, en effet, ce besoin de recommencer qui est au fond de la nature humaine, en nous montrant que l'organisme répète de lui-même un acte qui, d'abord, lui a été imposé par une stimulation venue du monde extérieur.

C'est ainsi, bien probablement, que nous pouvons prendre l'habitude de bien dormir, comme nous avons pris, étant enfant, l'habitude de marcher, l'habitude de parler, et toutes ces habitudes dont se compose le train de notre existence de chaque jour.

VI

L'insomnie des neurasthéniques.

On sait à quel point l'impossibilité de dormir est fréquente et pénible au cours de la maladie de Beard. Peut-être n'est-il pas inutile de lui consacrer quelques lignes, cette variété d'insomnie, particulièrement tenace, revêtant d'étranges allures qui paraissent en faire un phénomène à part.

Au fond, son mécanisme ne diffère pas grandement de celui que nous avons précédemment décrit : il faut admettre simplement, si l'on veut le comprendre, que les neurasthéniques sont des malades à pression artérielle instable, que l'on trouve à certains moments en état d'hypotension profonde, et à d'autres moments en état d'hypertension vive.

Chez un très grand nombre d'entre eux, il y a somnolence et sensation d'épuisement des forces :

1° Au réveil, au moment où le cœur, ayant perdu pendant la nuit l'habitude des contractions énergiques, hésite encore, reste à moitié chemin entre le sommeil et la veille ;

2° Avant les repas, à l'heure où le besoin de réparer ses forces se fait sentir, pour eux plus encore que pour tout le monde.

Chez ces malades, le fait de prendre quelques aliments amène un bien-être immédiat ; ils ne sont en possession d'une bonne circulation cérébrale que lorsqu'ils ont mangé, et c'est seulement après le repas du soir, aux lumières, qu'ils ont recouvré leur entrain, qu'ils peuvent se tenir à 16 ou 18 c. m. de pression. Or, ils ne s'y tiennent que trop : de même que, le matin, ils ne pouvaient se tirer du sommeil, de même ils ont, le soir, toutes les peines du monde à y rentrer, car l'heure de dormir est tout justement celle où ils commençaient à vivre avec ardeur.

Soumettez ces irréguliers du sommeil à un règlement de vie un peu strict ; substituez à ce désordre si pénible et si décourageant, l'étroite mais pacifiante rigueur de la vie monacale ; couchez-les de bonne heure, comme on fait des enfants, leurs frères ; ordonnez-leur de travailler de grand matin, et de manger à heure fixe, avec sobriété ; domptez ces oscillations folles de la pression artérielle par quelques excitations physiques méthodiquement pratiquées (douches, injections hypodermiques d'eau salée, frictions sèches, etc.); et, s'ils souffrent assez pour se soumettre à votre traitement, vous aurez vite fait de les guérir de l'insomnie.

Mais d'autres cas semblent plus compliqués.

Certains neurasthéniques, sitôt qu'ils sont couchés, s'endorment fort paisiblement; puis brusquement, vers minuit ou une heure — remarquez que c'est aussi l'heure où éclate l'accès brutal et dramatique du faux croup — ils se réveillent, restent en proie aux idées les plus tristes, et bien souvent ne retrouvent le sommeil qu'au jour naissant.

Dans l'état actuel de nos connaissances, est-il possible de donner une interprétation vraisemblable et un traitement rationnel à ce phénomène bizarre, à cet étrange revenant à heure fixe, dont tous les écrivains spécialistes ont signalé la régularité?

Je crois qu'on peut répondre affirmativement.

Cet accès d'insomnie coïncide en effet, d'une façon frappante, avec un moment physiologique qui a grande influence sur l'état d'âme des nerveux, avec la fin de la digestion. Dans le jour, vers cinq heures, au moment où s'achève la digestion du déjeuner, au moment où prend fin le travail mécanique et chimique de l'estomac et de l'intestin grêle, presque tous les neurasthéniques entrent en état de faiblesse irritable, et cette fatigue du cerveau ne cesse que lorsqu'ils rehaussent leur pression artérielle, en dînant.

Or, pendant le sommeil, le même fait se reproduit. A ces malades épuisés, dont le cœur se contractait mollement, le repas du soir a donné la légère tonicité nécessaire au sommeil. Tant que dure la digestion, cette tonicité persiste ; mais sitôt qu'elle cesse, l'organisme retombe à l'état de dépression et l'âme, délestée, reperd de nouveau l'équilibre : c'est l'insomnie à hypotension (1).

D'ailleurs, beaucoup d'insomniaques de cette sorte, parviennent à retrouver le sommeil en prenant dans la nuit quelque breuvage chaud, et combien de neurasthéniques, en se couchant, le soir, glissent sous l'oreiller quelques aliments pour la nuit.

Ce sont là ruses de malades qu'un traitement complet doit rendre superflues. Ce traitement consistera surtout à mettre les neurasthéniques à un régime alimentaire modéré, presque végétarien.

_____

(1) Hypotension à la radiale, bien entendu.
Une autre interprétation peut entrer en ligne de compte. Beaucoup de bons esprits, poursuivant une idée ancienne, estimeront que — tout à l'encontre de l'opinion ci-dessus — la digestion favorise le sommeil, parce que la congestion gastro-intestinale dont elle s'accompagne provoque une anémie compensatrice du cerveau ; et le réveil des neurasthéniques au milieu de la nuit, leur apparaîtra comme le phénomène inverse, à savoir la congestion du cerveau dès que l'intestin se repose. Je me garde bien de nier ces hausses et ces baisses locales de pression, et l'indépendance de certaines circulations territoriales. Il me faut bien avouer, d'autre part, que le sphygmomètre de Verdin ne me donne rien autre chose que l'état de la pression à la radiale. Mais cependant, je puis répondre par un argument qui me paraît être de quelque poids : il résulte de nombreuses recherches (nous avons déjà eu l'occasion de le constater) que les variations de

Nous disions tout à l'heure que chez eux le sommeil appelle le sommeil; on peut dire qu'ils ont l'estomac d'autant plus creux que leur dernier repas était plus copieux. Plus ils mangent et plus leur pression se relève pendant la digestion; mais elle retombe d'autant plus bas quand la digestion est close. C'est cette chute brusque qui fait le réveil du milieu de la nuit. Conseillez-leur de manger peu, de ne pas boire d'alcool, ni de vin, de s'en tenir aux viandes blanches et aux légumes verts : la fin du travail digestif passera inaperçue, la transition sera imperceptible : ils dormiront toute la nuit.

Il faut traiter de même sorte les cauchemars et l'agitation nocturne des névropathes.

On dit communément qu'on rêve quand on digère mal ou bien encore quand on se couche du côté du cœur. Disons, pour être plus précis, que l'état d'insomnie partielle ou de rêve est toujours

---

la pression à la radiale reflètent assez fidèlement les variations de l'énergie myocardique. Il est certain que, pendant la digestion — du moins chez les nombreux neurasthériques qu'il m'a été donné d'observer — le cœur se contracte avec plus de vigueur, que le cerveau est plus actif, que l'organisme tout entier est en tonicité plus haute.

Lorsque leur estomac est vide, les névropathes, les épuisés du système nerveux ont le cœur mou, la tension basse, l'esprit faible, le caractère irritable ; ils tiennent mal en équilibre sur leurs jambes, et le besoin de prendre, avec les bâillements, le nuage devant les yeux, l'obnutilation d'esprit qui l'accompagnent, a toutes les allures de l'affaissement cérébral, de la fatigue intellectuelle, de l'hypotension générale.

L'insomnie que nous décrivons serait donc bien une insomnie à hypotension.

en corrélation avec un peu d'hyperexcitation du système nerveux central. Éteignez les fermentations stomacales immodérées, faites marcher un peu vos malades neurasthéniques et dyspeptiques avant qu'ils ne s'endorment; mettez, puis maintenez à la normale leur pression artérielle, et leur sommeil sera, non pas seulement continu et régulier, mais complet, c'est-à-dire calme, sans secousses musculaires, sans rêves fatigants. Chez mes malades neurasthéniques, je ne prescris plus jamais de médicaments hypnotiques, même bénins; en quatre ou cinq jours, ils guérissent habituellement du symptôme insomnie.

CONCLUSIONS

Résumons-nous en quelques phrases claires :

1º Dans tous les cas où l'insomnie ne provient pas d'une douleur vive ou d'une irritation matérielle directe (tumeur ou méningite) portant sur l'écorce du cerveau, il est possible de substituer aux médicaments hypnotiques, des procédés de traitement dynamiques, à la fois efficaces et sans inconvénients ;

2º L'étude de la pression artérielle à la radiale chez les malades atteints d'insomnie, démontre que ce phénomène pathologique coïncide soit avec un état d'hypertension marquée, soit avec un état d'excessive hypotension ;

3º Sans le secours des drogues, par l'emploi de

simples procédés physiques, il est facile, dans la grande majorité des cas, de ramener la tension à la normale, et, du même coup, de rendre le sommeil;

4° Il est presque toujours utile d'ajouter, à ce traitement physiologique, un traitement psychologique, une accoutumance au sommeil.

Je voudrais que le petit travail qu'on vient de lire contribuât à démontrer que les phénomènes physiologiques et pathologiques ont une certaine unité philosophique, qu'il n'y a guère en somme qu'une cause de l'insomnie, l'excitation cérébrale (qu'elle coïncide avec de l'hypertension ou de l'hypopression artérielle) et qu'il n'y a non plus qu'un traitement logique de ce trouble fonctionnel.

Le but que je me suis proposé ne serait pas atteint, si l'on pouvait penser et dire encore qu'il y a deux espèces d'insomnies : celles des névropathes dont la suggestion aura facilement raison, et les insomnies sérieuses, justiciables de l'opium ou du chloral. L'insomnie d'un neurasthénique, celle d'un convalescent de fièvre typhoïde ou celle d'un asystolique ont la même pathogénie; quand un asystolique ne dort pas, c'est parce qu'il a une pression artérielle basse : relevez son cœur défaillant avec la digitale, et du même coup vous lui rendrez la possibilité de bien dormir. J'affirme, pour l'avoir maintes fois observé, que, dans un très grand nombre de cas, on peut substituer de simples agents dynamiques : massage, frictions, douches, transfusions, à la caféine et à la digitale considérées en tant que toniques du cœur. Je ne puis que convier mes confrères à en faire l'essai.

Je crois qu'ils ne tarderont guère à être convaincus comme moi que le traitement rationnel de l'insomnie est du ressort de l'hygiène guérissante, et non plus de la thérapeutique médicamenteuse.

FIN

TABLE

———

I. Inconvénients du traitement par les médicaments.   7
II. Psycho-physiologie du sommeil et de l'insomnie...   10
III. La pression artérielle dans le sommeil et l'insomnie.   18
IV. Traitement rationnel des insomnies à hypertension
    et à hypotension artérielle......................   29
V. L'habitude du sommeil......................   34
IV. L'insomnie des neurasthéniques................   38
    Conclusions.....................   43

SAINT-DENIS. — IMP. H. BOUILLANT, 20, RUE DE PARIS.